AF592533

Considérations

SUR

l'action thérapeutique de l'hydrate de chloral,

à PROPOS DE LA

Guérison par ce médicament de deux cas de tétanos traumatique.

Par le Dr. Ad. BUFFET,

Médecin à Wilwerwiltz.

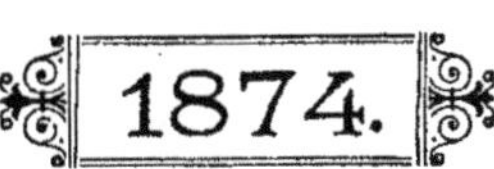

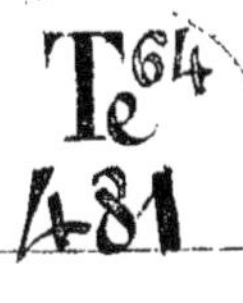

Considérations

sur

l'action thérapeutique de l'hydrate de chloral,

à propos de la

GUÉRISON PAR CE MÉDICAMENT DE DEUX CAS DE TÉTANOS TRAUMATIQUE.

> A la rigueur, les sciences d'observation peuvent se perfectionner sans le secours des grands hommes. . . La thérapeutique s'est faite une véritable science.
>
> A qui donc revient l'honneur de cette transformation ?
>
> Le héros qui s'est chargé de nettoyer cette étable d'Augias, c'est tout le monde. Hercule s'appelle légion. . . . .
>
> A. GUBLER. Introduction au Journal de thérapeutique. (10 janvier 1874.)

A la page 24 de son excellente relation sur l'œuvre de la Croix-rouge le digne et infatigable président de la section médicale de l'Institut a bien voulu rapporter les lignes suivantes extraites de la communication faite par moi au Comité central luxembourgeois de secours au militaires blessés:

„Un tétanique fut bravement mis au régime du chloral hydraté „pendant plus d'un mois et fut sauvé en même temps que sa blessure guérit."

Rentré à Metz trois ou quatre jours après la capitulation, je me rendis immédiatement au palais de justice. C'est à l'ambulance organisée dans les salles de ce vaste édifice que j'avais été attaché durant la majeure partie du blocus. Par décision du vainqueur probablement, et à mon très grand regret, cette ambulance avait cessé d'exister à mon retour ; les registres aussi avaient été enlevés.

Vainement m'enquis-je de l'homme dont il est question plus haut et de plusieurs autres patients très-intéressants que j'avais quittés fin septembre. Il me fallut faire mon deuil des renseignements que matériellement il m'avait été impossible de consigner durant le blocus et que j'avais compté recueillir après coup.

Le chef de service de l'ambulance, le vaillant docteur Méry, que j'interrogeai ne put m'éclairer davantage. Il confirma cependant le maintien parfait de la guérison du blessé atteint de tétanos traumatique.

Je ne pourrai donc, ainsi que j'en avais exprimé l'intention, relater l'observation de cet intéressant malade avec la netteté désirable. Ce que j'en dirai cependant sera rigoureusement vrai, et servira d'introduction à l'historique d'un cas analogue observé par moi l'année dernière. C'est à ce titre seulement que cette observation revendique quelque valeur.

Le fantassin Poulet, natif de Sedan, quoique blessé dans une des premières grandes batailles livrées autour de Metz, ne s'est présenté à l'ambulance que vers le 20 août. Ce jeune homme paraît compter de 22 à 25 ans ; il est parfaitement construit en tous points, et c'est le sourire aux lèvres qu'il est venu réclamer un pansement.

Deux phalanges, ainsi qu'une portion respectable du métacarpien du pouce de la main gauche ont été emportés par un projectile d'arme-à-feu. La plaie empiète même sur la face supéro-externe de l'index de la même main.

Ayant désarticulé la portion infime restante de l'os métacarpien, nous essayons de sauver un mince reliquat de parties molles, nous bornant à régulariser seulement, et à n'exciser que ce qui se trouve en attrition évidente. Puis nous pansons à plat au moyen de linges fénétrés recouverts de plumasseaux de charpie imbibés d'eau phéniquée.

Le tout est recouvert de deux petites compresses longuettes maintenues par quelques tours de bandes.

Le blessé fut admis dans nos salles et le processus réparateur marcha comme à souhait.

Désirant autant que possible prévenir ou mitiger les conséquences fatales de l'encombrement, nous engagions ceux de nos patients chez qui rien ne s'opposait à la déambulation, à faire en plein air et au soleil de fréquentes promenades. Ces derniers s'en trouvaient bien, et Poulet fut de ce nombre ; les alités en tiraient plus grand profit encore.

Cependant le temps devint maussade, pluvieux et inclément, et il y eut des températures nocturnes très-basses.

Aussitôt envahies par bon nombre des malheureux gisant misérablement sous les tentes de l'esplanade avoisinante, les salles intérieures regorgèrent de blessés, et fallut-il se rabattre sur l'espèce de vestibule précédant l'entrée des salles du Palais. De grands rideaux en toile écrue furent suspendus dans les très-vastes portes d'entrée. Le soldat couché dans le local ainsi conquis sur l'extérieur nous paraissait y jouir de conditions excellentes d'abri et d'aérage.

Le peu de gravité de la blessure de Poulet lui avait fait écheoir une couche établie en face d'une des portières de la salle nouvelle.

Le pansement habituel du matin effectué, j'allais passer à un lit voisin de celui de Poulet, quand celui-ci me rappela. Il éprouvait des douleurs assez gênantes dans les régions maxillaires, avec difficulté d'ouvrir la bouche et d'avaler. Ces symptômes avaient été ressentis le matin au réveil, quoique le patient se fût endormi la veille très-bien portant, et qu'il m'assurât ne pas avoir „mis le nez dehors" les trois jours durant qu'il occupait l'emplacement nouveau.

La plupart de ses camarades de salle m'assurèrent au surplus que la nuit avait fait ressentir ses rigueurs jusqu'à l'intérieur.

Ce n'est que quand l'inspection de la gorge eut revélé un résultat négatif que je songeais à la possibilité d'une invasion de tétanos. Voici, pour autant que la mémoire ne m'a trahi, le résultat de mon examen, que dès lors je dirigeai dans cet ordre d'idées.

Le malade, en position mi-couchée paraît abattu ; il a les traits pâlots, fatigués et altérés. La voix a perdu son timbre habituel en même temps que le ton s'en est sensiblement élevé. Le parler est appréhendé et s'effectue en grimaçant. Ces symptômes, peu concluants en eux-mêmes, justifièrent mes craintes, lorsque j'eus constaté de la rigidité aux régions masséterines et à la nuque.

A ma visite du lendemain la roideur s'est étendue aux régions temporales, dorsale et aux extrémités inférieures. Les muscles de ces régions sont fortement contracturés, et vue la maigreur du sujet, les masséters dessinent sous la peau un relief évident.

La tête, étendue en arrière ne permet pas absolument au malade d'obtempérer à mon invitation de rapprocher le menton de la poitrine. C'est avec des peines inouïes et en geignant que Poulet réussit à déserrer les arcades dentaires d'un tiers de centimètre au plus. Il se plaint de n'avoir pu ni mastiquer, ni avaler les solides de son repas. Les liquides passaient encore, mais avec grande difficulté.

La sensibilité aussi me paraît exagérée dans les régions contracturées. Je ne pense pas, si j'ai conservé bon souvenir, avoir constaté une accélération soit du pouls, soit des mouvements respiratoires. La miction continuait à se faire régulièrement et sans difficulté.

Des raisons indépendantes de moi ne permirent la mensuration de la température du malade.

Immédiatement celui-ci est transféré dans une arrière-salle plus isolée et moins exposée au bruit et aux variations atmosphériques extérieures. Il prendra, et jusqu'à ce que sommeil s'ensuive 2 centigrammes de morphine d'heure en heure.

Je revois le malade le lendemain au matin, 3e jour de la maladie. Il n'avait pas dormi un instant et les symptômes avaient augmenté. Il existait un véritable tétanos. La rigidité affectant les muscles de la nuque, du dos, des régions temporo-maxillaires et des membres inférieurs avait acquis une intensité de plus en plus violente; les muscles droits de l'abdomen me paraissaient participer à cette contracture.

Des phénomènes d'un ordre nouveau, dûs à la réflexibilité ont sensiblement aggravé le syndrôme de la veille. Les fibrilles nerveuses de la périphérie du corps avaient atteint un caractère hyperestésique tel, que le moindre attouchement provoquait des contractions réflexes cloniques de presque tous les muscles du corps.

La respiration devenait brève et difficile, le pouls s'accélérait, des cris rauques échappaient au blessé, l'asphyxie était imminente.

Les souffrances du malade me paraissaient des plus vives, car les paroxysmes allaient se renouvelant, avec la physiognomie grave qui en est le caractère saillant.

Cependant la plaie est pansée comme d'habitude et ne présente, à l'inspection la plus minutieuse, aucune particularité nouvelle.

Dans ces circonstances je crus devoir renoncer à l'emploi de l'opium et me rejeter, soit sur le chloroforme, soit sur un médicament nouveau qui venait de débuter en thérapeutique avec quelque succès — l'hydrate de chloral.

La rareté, la chèreté et la qualité détestable du chloroforme dont nous disposions, ainsi que les pertes d'un temps précieux auxquelles m'eussent entraîné les inhalations, constituaient dans le cas spécial des considérants plausibles à l'abandon de cet agent. Je dirai encore que j'éprouvais pour cet anèsthésique quelque répugnance, fondée sans doute sur un malheureux hasard, mais difficile à étouffer.

Alors qu'on construisait la ligne du Nord, un jour de printemps de l'année 1864, ont avait transféré de Kautenbach à mon ambulance de Pintsch, et sans m'avoir demandé conseil, un ouvrier-mineur de l'entreprise Waring, atteint depuis la veille de tétanos grave. Le cahot d'un transport excessivement laborieux devait avoir eu sur le mal une influence des plus déplorables, puisqu'à l'arrivée les paroxysmes travaillaient ce malheureux sans trêve ni merci.

J'avais devant moi un tétanos spontané, rhumatismal, si l'on préfère, car il n'y avait sur le corps du patient ni indice de plaie, ni cicatrice récente aucune.

Sans désemparer, cet homme fut soumis aux vapeurs du chloroforme.

Dès les premières inhalations survint une crise d'une violence telle que le patient en fut soulevé, la face congestionnée d'une façon horrible, et qu'il retomba, c'est bien le mot, roide-mort.

Et cependant le liquide mis en usage avait été éprouvé antérieurement, et l'application n'en avait pas été faite imprudemment.

L'hydrate de chloral en revanche tentait ma confiance, et quoique n'ayant connaissance aucune du cas du professeur Verneuil (Gazette hebdomadaire, 25 mars 1870) je considérai rationnel, autorisé par conséquent, l'emploi de cet agent dans une maladie aussi rapidement fatale et aussi rebelle à la plupart des médications connues.

Découvert depuis bien des années par Liebig en Allemagne et par Dumas en France, le chloral était néanmoins d'un usage encore tout récent en thérapeutique.

Cependant déjà au mois de juillet de l'année 1869 Langenbeck en avait prescrit l'usage dans un cas de „délirium tremens“ survenu chez une femme ivrogne à la suite d'une fracture du col huméral. L'opium et la morphine, quoiqu'employés à doses très-élevées étaient restés inefficaces, tandis que quatre grammes de chloral déterminèrent le sommeil et la cessation du délire.

Ce n'est que vers la fin de la même année que le docteur Liebreich avait fait à la Société médicale de Berlin une communication ayant trait à l'antagonisme de la strychnine et du chloral hydraté. Il considérait en quelque sorte le dernier comme l'antidote spécifique de l'empoisonnement strychnin et réciproquement. De ses expérimentations faites sur des lapins il était résulté que la strychnine tuait en produisant un état tétanique du cœur, tandis que sous l'action du chloral l'organe circulatoire central finissait par demeurer en diastole paralytique. Des doses un peu élevées du dernier agent produisaient le ralentissement du pouls et des mouvements respiratoires, ainsi que la diminution de l'irritabilité réflexe.

Quelques mois après, le docteur Rabl-Rückhart, médecin suppléant à la Charité de Berlin, avait signalé deux cas de guérison d'éclampsie puerpérale à la suite d'injections hypodermiques du même médicament. Le professeur Martin l'avait encore ordonné en lavement et avec succès.

A des occasions diverses, j'avais eu moi-même à me féliciter de l'emploi du remède nouveau. Quelques jours encore avant la guerre, le 14 juillet, j'avais été appelé à donner mes soins à la nommée Anne-Marie M. de Eisenbach, rive prussienne.

Cette jeune personne était atteinte d'une manie aigue intense. L'excitabilité était telle que ni l'opium à doses énormes, ni les bains prolongés avec affusions froides sur la tête, ni la digitale ne réussirent à provoquer du sommeil, ni à modérer la surexcitation du cœur. Ce que vainement j'avais demandé à tous ces agents thérapeutiques éprouvés, je l'obtins comme par enchantement de l'hydrate de chloral aux doses de quatre à six grammes pour vingt-quatre heures. Le 6 août déjà, la malade était entrée en convalescence, et plus aucun accident que je sache, n'entrava le retour à la guérison parfaite et durable.

Le résultat de ces expérimentations et de ces pratiques faisait évidemment pressentir l'efficacité de l'hydrate de chloral dans les maladies de nature convulsive, particulièrement dans l'affection tétanique, et allait justifier ma tentative.

Pour en revenir au blessé, chaque mouvement de déglutition faisant naître des contractions réflexes qui menaçaient de le faire périr par asphyxie, ce fut avec une peine infinie que nous réussîmes à faire avaler les premières doses d'une potion, contenant un gramme environ d'hydrate de chloral par cuillerée à bouche.

Peu de minutes après l'ingestion de la troisième ou quatrième cuillerée, délivrée moins d'une heure après les deux premières, la face du malade prit un aspect placide et régulier, les muscles parurent se détendre graduellement, la respiration devint libre et le sommeil ne tarda pas à s'établir. Ce premier effet hypnotique et anéstésique fut cependant peu considérable et de courte durée, et les régions musculaires primitivement contracturées étaient loin d'avoir récupéré la laxité physiologique. Aussi des attouchements ou des bruits de médiocre intensité provoquaient-ils de légères convulsions et comme un demi-réveil du malade. L'irritabilité réflexe n'était que mitigée.

Le premier sommeil dura peut-être six quarts d'heure.

Au réveil le malade put demander à manger, mais d'une voix à peine articulée. Et comme on supposait suffisant l'écart des arcades dentaires, on fit prendre au patient affamé un bouillon contenant un jaune d'œuf.

La roideur et les paroxysmes réapparaissant avec leurs caractères toujours alarmants, le chloral fut continué au patient aux doses de 5 à 6 grammes par 24 heures et toujours avec un succès constant.

Entretemps on ne négligea point l'alimentation substantielle per os et per anum.

Comme les pansements surtout réveillaient les contractions réflexes, on prit la précaution, avant d'y procéder, d'introduire entre les dents une plaque de bois ou de caoutchouc. Le malade évitait ainsi de se mordre la langue.

La cicatrisation de la plaie avançait d'ailleurs comme s'il n'y avait pas eu de complication.

Le médicament, premièrement dispensé coup sur coup et d'une façon pour ainsi dire subintrante, fut graduellement, non pas abandonné, mais régularisé, avec réduction progressive des doses. Il continua cependant à faire partie intégrante du régime du blessé jusqu'à guérison complète.

C'est ainsi qu'une dose de 2 grammes donnée soir et matin, immédiatement après le pansement, suffit à conduire à bonne fin, pendant des semaines et sans trop de danger pour le blessé, une maladie qui, on le sait, bien rarement pardonne.

A ma sortie de Metz, qui eut lieu dans la dernière huitaine de septembre, la cicatrisation avait fait bon chemin. La plaie était réduite à quelques granulations faisant prévoir une cicatrisation complète et peu éloignée.

Déjà la sensibilité réflexe et les symptômes convulsifs avaient perdu le caractère alarmant de la période de début. Il n'existait plus qu'un trisme bénin, et l'on possédait, pour en contrecarrer les vélléités d'exacerbation, dans l'hydrate de chloral un remède sur la fidélité duquel on pouvait compter.

Je sus depuis que moins de quinze jours après mon départ Poulet obtenait sa première sortie. A défaut même des renseignements affirmatifs dont voulut bien me faire part le docteur Méry, je n'eusse pas douté de la réalité d'un rétablissement qui s'était annoncé sous d'aussi rassurants auspices.

La maladie n'avait pas duré moins de cinq semaines, durant lesquelles le blessé n'aura ingéré pas moins de 100 grammes de chloral hydraté, évaluée la consommation moyenne du jour à 3 grammes, chiffre certainement inférieur à la réalité.

L'action du médicament se manifestait généralement une demiheure environ après son ingestion.

Nous n'avons jamais remarqué ni les lipotymies, ni l'ischurie, ni les éruptions papuleuses ou pétéchiales, ni aucun des symptômes imputables à l'empoisonnement chloralique aigu ou chronique.

Il y eut à vrai dire quelques vomituritions au début, et alors que le médicament était dispensé à doses réellement considérables.

Ce symptôme se manifestait peu de temps après l'introduction de la potion dans l'estomac; il n'était donc pas l'effet de l'absorption, mais le résultat de l'irritation locale sur la muqueuse gastrique probablement.

M'est avis que la salivation assez fréquemment observée était en partie causée par la compression des glandes périmaxillaires, compression dépendant de la contracture et de la convulsion des muscles avoisinants. C'est ainsi que dans la grande attaque épileptique il y a hypersécrétion à la fois et projection convulsive au-devant des arcades dentaires de salive écumeuse*).

L'hypersécrétion n'était donc peut-être qu'une *hyperexcrétion*, n'ayant avec le chloralisme qu'une communion de causalité problématique.

L'éminent Pirogoff convient quelque part, et le fait parle en sa faveur, n'avoir traité que huit tétanos, sa féconde carrière durant.

Sous ce rapport, et prises en considération les limites d'une modeste clientèle, plus largement doté peut-être que la célébrité russe, j'eus il y a un an, la chance très-désirée de soigner et de pouvoir traiter par le chloral un 2e cas de tétanos traumatique, sous bien des rapports semblable au précédent.

Le 14 avril 1873 le nommé Delosche, âgé de 15 ans, vacher chez madame C. à Heinerscheidt fut atteint d'un coup de pied de cheval au bas du tiers antéro-supérieur de la jambe droite.

*) Tout récemment, j'observai chez une cliente un empoisonnement épouvantable occasionné par une forte gorgée d'huile d'amandes amères (acide cyanhydrique). Entre autres symptômes, je notai *un trisme intense accompagné d'un écoulement très-abondant e' continu d'une salive claire et liée*, pendant près de trois heures.

La petite plaie résultant de cet accident parut trop peu importante pour qu'on ne crût pas pouvoir se dispenser du médecin. Quelques compresses imbibées d'un liniment quelconque, 2 à 3 jours de repos relatif à l'intérieur, c'est à quoi se réduisirent les premiers soins.

Aux ennuis du repos, le jeune malade avait bientôt préféré les distractions du dehors, peu soucieux d'ailleurs des influences néfastes d'un temps et d'un climat excessivement rigoureux. Peu de personnes auront en effet oublié les intempéries désolantes de la fin d'avril ainsi que de la première moitié de mai de l'an dernier, en présence même des froids intenses dont l'année présente nous a gratifiés à pareille époque.

La veille du 6 mai le petit imprudent, fatigué et échauffé en suite d'un labeur assez pénible s'était assis sur le sol froid et humide. Aussi éprouva-t-il au réveil du lendemain dans les régions temporo-maxillaires un serrement sensible qui l'empêcha de mastiquer la tartine du matin.

Ces douleurs allèrent s'exaspérant et bientôt se compliquèrent de roideur à la nuque. Nonobstant le malade ne consentit à garder le lit qu'au neuf mai. En conséquence on alla demander à mon cher et très-vénéré ami, le docteur Léonard de Hosingen, une prescription contre l'intensité croissante d'un soi-disant *mal-de-gorge*. La maladie naturellement conserva son allure fatalement extensive, et l'état du patient ne fit qu'empirer. A partir du 12 mai surtout, et à la suite d'un remède fourni par une guérisseuse tristement réputée des Ardennes prussiennes, s'additionnèrent aux symptômes trismiques des contractures classiques diverses.

La roideur envahit successivement la nuque, la région dorso-lombaire, les épaules et les membres inférieurs.

Le 16 mai seulement, et comme le malade menaçait de suffoquer, je fus mandé à Heinerscheidt, où j'ai soigneusement recueilli les notes qu'on vient de lire et celles qui vont suivre.

C'est que j'étais bien en présence d'un nouvel exemplaire de tétanos traumatique.

Cependant la mère présente avait tellement perdu de mémoire le petit accident antérieur, qu'elle m'avait affirmé itérativement, et de bonne foi, l'absence sur le corps de son fils d'une blessure ou d'une brûlure quelconque. Ce ne fut qu'en la pressant de questions que je sus enfin „qu'il y avait bien à la jambe droite un bobo in-„signifiant provenant d'un coup de pied de cheval, sans corrélation „aucune cependant avec l'état maladif actuel du patient, puisque „ce petit accident remontait à un mois!"

La petite plaie contuse pouvait avoir mesuré 5 à 6 centimètres de long sur quelques de large, et n'intéressait que le derme et le fascia sous-cutané. Elle était malproprement tenue, manifestait à granuler peu de tendance et se trouvait par suite en voie peu avancée de cicatrisation. Un bout de loque sâle, dégoûtant et enduit de suif ranci constituait l'appareil de pansement.

Le malade couché sur le dos parait légèrement fléchi en arc de cercle; le corps est d'une rigidité telle, qu'en le saisissant par l'une des extrémités on le soulèverait d'une pièce comme on ferait d'un plâtre ou d'une planche de bois.

Le moindre attouchement provoque des crises réflexes épouvantables, arrachant à ce malheureux des cris rauques inarticulés et faisant appréhender l'imminence d'une asphyxie. Les arcades dentaires sont forcément rapprochées et la présence d'une bave légèrement teinte de sang atteste que les bords de la langue n'ont pas échappé à quelques mordillements.

L'acte de la déglutition s'accomplissant avec difficulté et provoquant d'ailleurs des crises, ce n'est qu'à son corps défendant que le malade se résigne à avaler une gorgée de liquide. Aussi, et la privation d'aliments datant de plusieurs journées déjà, les tourments de la faim sont extrêmes. Une insomnie absolue n'a pas peu contribué à aggraver la situation et à ajouter à l'exténuation du malade.

Les parois abdominales se présentaient retractées et roides au toucher, et dans un état semblable à celui des régions musculaires précitées.

Aussi les urines étaient-elles excrétées d'une façon irrégulière et par jets subitement interrompus.

Le pouls avait des allures très-inégales; il augmentait ou diminuait de fréquence selon le degré plus ou moins prononcé d'excitation du moment, car en moins d'une heure j'ai pu compter successivement 23, 28 et 22 pulsations au quart.

A défaut d'observations thermométriques je crois devoir m'abstenir de toute appréciation hasardeuse de température. Aussi l'on sait combien sont fallacieuses les estimations subjectives.

Ordonnance :

1) Défense absolue de circuler autour du malade et d'occasionner dans son voisinage le moindre bruit. Eviter de le questionner inutilement ou même de causer en sa présence. Eloigner autant que possible un éclairage vif et couvrir modérément; en somme écarter toute cause extérieure d'excitation.

2) Pansements réguliers de la petite plaie à l'onguent de Styrax; hâter la cicatrisation.

3) Mixture de 120 grammes contenant 6 grammes d'hydrate de chloral. La potion sera dispensée par quarts et de façon à esquiver toute imprudence en plaçant néanmoins le malade sous l'influence continue du médicament.

La première dose provoquait-elle le sommeil, la suivante n'était dispensée qu'au moment ou l'action de cette prise paraissait s'épuiser. Un intervalle de trois quarts d'heure environ devait séparer les prises successives en cas que les précédentes fussent restées sans effet.

Et afin d'utiliser pour l'alimentation le relâchement musculaire temporaire produit par le sommeil, nous conseillons de tenir à portée pour le moment du réveil une tasse de fort consommé additionné d'un jaune d'œuf. Le sommeil surtout sera religieusement respecté.

A la suite, et à moins d'intensité croissante des symptômes réflexes, ne pas faire prendre le médicament dans le courant de la journée.

La deuxième dose n'était pas ingérée de 25 minutes, que déjà le petit malade fut pris d'un sommeil qui dura près de 3 heures. Il en résulta une détension générale, quoique non absolue; la respiration se régularisa et le soulagement fut extrême au réveil. Le bouillon, tenu prêt à cette intention, put être ingurgité, bien qu'avec difficulté.

Le patient, sous le coup de convulsions nouvelles, ne tarda pas à réclamer lui-même une dose de médicament.

Au troisième jour déjà il y avait au réveil un relâchement musculaire tel, qu'il y eut possibilité de faire passer entre les arcades dentaires le manche d'étain d'une cuiller à soupe ordinaire.

Au début du traitement la roideur et la réflexibilité réapparaissaient généralement avec leur caractère menaçant à mesure que s'éloignait le moment du réveil. Les trois à quatre premiers jours passés cette intensité devint progressivement moindre, et à partir du 18 juin, jour où fut prescrite la dernière dose de chloral, les manifestations tétaniques devinrent d'une bénignité telle qu'il n'y eut plus lieu de les appréhender ni de leur opposer aucune médication. La petite plaie était réduite à quelques granulations prêtes à recevoir leur épithélium cicatriciel.

Une faiblesse notable des membres inférieurs, ainsi qu'une rigidité fort gênante pour le moment des articulations de ces membres constituèrent les seuls réliquats de cette cruelle maladie. Ils cédèrent bientôt à l'exercice méthodique.

En dehors des effets déjà notés du chloral j'ai remarqué chaque fois au réveil, une espèce de stupeur, *d'ébriété choralique*, et analogue à cet état de malaise qui suit quelquefois les inhalations du chloroforme, ou l'ingestion immodérée de liqueurs fortes.

Aucun accident imputable au médicament même, n'est venu entraver le cours de la guérison.

Voici du reste qui prouve bien l'utilité réelle de ce précieux agent thérapeutique. Soit négligence, soit que la lenteur avec laquelle arrivait la guérison fit suspicionner l'efficacité du chloral, l'entourage du malade crut pouvoir se dispenser d'un renouvellement de prescription à deux reprises différentes, le 27 mai et le 7 juin. Chaque fois la suppression prolongée pendant 24 heures seulement du médicament eut pour conséquence immédiate une récrudescence des symptômes tétaniques, et des accès tels de suffocation, qu'une terminaison fatale prochaine paraissait inéluctable.

Ces paroxysmes furent chaque fois apaisés par un prompt et franc retour au précieux remède.

La dose journalière du chloral consommée par Delosche, n'ayant guère excédé, durant les 3 à 4 premiers jours, 3 à 5 grammes, peut être évaluée à 2 grammes pour les journées subséquentes.

En somme ce 2e cas de tétanos ne diffère du premier que par un début plus lent et des commencements moins violents, sous tous autres rapports il y a similitude incontestable.

Les deux cas dont je viens d'esquisser la relation fort insuffisante malheureusement, fixèrent naturellement mon attention sur une maladie si peu fréquente dans nos pays, et m'engagèrent à faire à ce sujet quelques recherches dont on me permettra de consigner le résumé.

En lisant le travail monographique si sincère et si érudit de Rose on acquiert la conviction qu'il n'est pour ainsi dire de remède héroïque connu, ni de médicament étrange ou absurde n'ayant la prétention de vouloir enregistrer à son avoir le bénéfice d'une ou de plusieurs cures de tétanos. Il y a plus, il n'est plus permis aujourd'hui de douter de la guérison quelquefois spontanée de cette maladie.

Pour ne m'occuper que des cas ayant trait à la médication chloralique je crois avoir dit déjà que sauf erreur, c'est Verneuil qui le premier à relaté un cas de tétanos traumatique traité avec succès par l'agent qui nous occupe.

Dans son remarquable rapport à l'Académie en 1869 Bouchut n'avait signalé, que je sache, qu'un fait expérimental négatif.

Fin décembre 1870 parut aussi dans le n° 43 de la Berliner Wochenschrift la relation de divers cas de trisme et de tétanos combattus avec bonheur par Langenbeck.

Une fois, mais il s'agissait de tétanos spontané (rhumatismal), l'action favorable du chloral se serait manifestée par un relâchement musculaire 5 *minutes* à peine après l'ingestion d'une dose de grammes 2,50 ; fait qui prouverait une absorption bien rapide.

Depuis, le nombre de guérisons obtenues par le chloral a atteint un chiffre fort respectable. Mais à côté de ces chiffres édifiants sont venus se grouper bien des points noirs et bien des revers décourageants*).

A en croire par exemple Camboulives (Annuaire de Bouchardat 1874) l'hydrate de chloral serait dans l'affection en question d'une efficacité plus que problématique et tout au plus comparable à celle de l'opium et du bromure potassique. Le même auteur paraît encore penser avec Desprès que le tétanos guérit à peu près par les moyens les plus divers (1 fois sur 9), et qu'il n'y a absolument que les formes *excessivement bénignes* qui soient passibles de guérison.

C'est là un scepticisme thérapeutique quelque peu exagéré, et que pour notre compte nous ne pouvons partager.

Il y a assez longtemps que Rose, dans l'ouvrage classique déjà cité, a enseigné la distinction en *formes aigues* et en *formes chroniques* (tetanus mitis), raffraîchie et présentée à neuf par l'auteur que je viens de citer.

Je pense que c'est là une distinction toute gratuite, et fictive. Si au début les accidents acquièrent rapidement une intensité telle que le malade ne tarde pas à y succomber, le tétanos *a été aigu*.

Le malade résiste-t-il aux atteintes des premiers jours *il y a* tétanos *chronique*. Je le répète, cette distinction me fait l'effet d'une porte de derrière ménagée à notre amour-propre médical. La notion de durée n'a donc que faire ici, et tenons-nous en, puisque classement il faut, et jusqu'à nouvelles raisons, aux attributifs consacrés. Ayons des tétanos traumatiques et non-traumatiques, ou des tétanos plus ou moins graves, et plus ou moins bénins.

Quoiqu'il en soit et sans être fort optimiste, Rose déjà cité, insiste sur ce fait qu'un tétanos, quelqu'intense qu'il soit, n'est pas de ce fait fatalement mortel, et est passible de retour à la santé. Mais il déplore en même temps notre stérile richesse thérapentique et nous engage à ne pas désespérer et à nous livrer à des recherches nouvelles.

Nous avons dit plus haut comment Liebreich avait constaté un

*) Aux nombreux cas de guérison par l'hydrate de chloral déjà mentionnés il convient d'ajouter les trois cas, dont deux récents, rapportés par le médecin grec Coryllos dans le N° 4 (1874) de la «Wiener medizinische Zeitung.»

certain antagonisme entre le chloral et la strychnine. Mais il a fallu déterminer d'abord l'action physiologique de l'hydrate et en opposer les résultats aux symptômes déjà définis que provoque la noix vomique, pour pouvoir rationellement inférer cette propriété antagoniste.

Depuis, les expérimentateurs ont reconnu que le chloral est un puissant hypnotique, qu'il détermine rapidement la résolution musculaire, et qu'il diminue, mais à un degré moindre, la sensibilité.

„L'hydrate de chloral agît sur le cerveau et la moëlle épinière; „il excerce aussi une action sur le système ganglionnaire: injection „des capillaires de la peau, des muqueuses, des séreuses, dilatation „des pupilles, injection des vaisseaux du cerveau etc. C'est de plus „un puissant sédatif dont l'action peut déterminer un ralentissement „notable de la circulation et de la respiration, en même temps qu'un „abaissement de la température animale, enfin l'arrêt du cœur" (Horand et Puech).

Heidenhain attribue au chloral une action paralysante sur le centre vasomoteur, ayant pour corollaire une diminution de la tension sanguine et le ralentissement de la respiration.

C'est l'action du médicament sur l'innervation du cœur qui causerait la mort.

La strychnine agit aussi primitivement sur le centre cérébral, en y manifestant son influence directe sur le centre vasomoteur. A la suite de cette action les fonctions cardiaque et respiratoire sont mises dans une excitation tellement intense, que cette dernière irradie et se communique aux organes de réflexibilité médullaires (Falk). A l'excitation cérébrale viennent donc s'ajouter de nouvelles excitations réflexes médullaires secondaires. La désoxygénation progressive du sang sera la conséquence directe de ces altérations fonctionnelles. Le liquide nourricier deviendra de plus en plus veineux dans les artères et le cœur gauche, et le malade finira par succomber ou asphyxié ou à l'épuisement nerveux.

Ces faits mettent en évidence l'antagonisme parfait de la strychnine et de l'hydrate de chloral. Ils font aussi prévoir la vertu curative du chloral dans l'empoisonnement strychnin (expériences de Liebreich) et son indication naturelle dans la maladie tétanique, laquelle offre avec le premier des similitudes nombreuses et des points de comparaison que nous allons essayer de légitimer.

L'insomnie si absolue accompagnant l'affection tétanique, et le fait de l'abolition même de la conscience dans des cas exceptionnels, prouve à l'évidence que dans cette maladie aussi c'est au cerveau qu'est primitivement transmise l'action de l'irritant morbide. Comme dans le tétanos strychnin, l'excitation n'est que subséquemment dévolue aux centres médullaires, et y fait naître cette espèce d'aliénation en suite de laquelle éclatent les folies fonctionelles que nous savons.

Ici également la mort a pour cause soit l'asphyxie, soit l'épuisement du malade.

Mais voici des analogies encore. Dans le tétanos traumatique ou rhumatismal tout comme dans l'empoisonnement strychnin, l'altération de la moëlle épinière quoiqu'indubitable, est inconnue quant à sa nature intime. Les changements secondaires produits dans le système nerveux sont donc indépendants soit de l'irritation primitivement siégeante sur les terminaisons des nerfs aboutissant à la plaie, soit de l'inconnue rheumatogène, soit de l'alcaloïde en question.

En effet, et si tel n'était pas le cas, le tétanos *traumatique* pourrait être *chaque fois* conjuré ou enrayé par l'incision des nerfs environnant la lésion, et c'est le contraire qui est la règle.

Dans le tétanos rhumatismal ou strychnin, la résolution chloroformique ou chloralique une fois obtenue, le patient devrait être guéri pour de bon. Et l'on sait que dans ces affections, tout comme dans la première nommée, l'on n'aboutit à un résultat heureux qu'en continuant ou les inhalations chloroformiques ou le chloral, c'est-à-dire en tenant le malade sous l'action thérapeutique prolongée et pour ainsi dire continue, et jusqu'à élimination de l'agent morbifique.

L'analogie démontrée entre le tétanos véritable et le tétanos artificiel, et les essais tentés sur les animaux, puis appliqués à l'homme, ayant établi l'action curative du chloral dans le dernier, il était de saine logique d'opposer le même médicament à la première de ces affections.

De quelle manière et à quelles doses emploira-t-on le chloral? Comment éviter ou enrayer les accidents que peut déterminer un aussi puissant médicament? Ce sont toutes questions capitales auxquelles nous allons essayer de répondre.

Le chloral constituerait naturellement un remède spécifique si son action sur l'organisme pouvait ou se prolonger jusqu'à disparition de l'agent morbide inconnu, ou bien annihiler ce dernier. Mais encore faudrait-il pouvoir calculer pour chaque individu la quantité nécessaire de médicament.

Malheureusement l'irritation morbide n'est que contrebalancée par le chloral, et seulement pour autant et pour aussi longtemps, que la formation graduelle de chloroforme dans les capillaires de l'organisme, et sous l'influence des alcalis du sang, suffit à apaiser et à équilibrer l'excitation portée au centre vaso-moteur. Il est donc essentiel d'obtenir un effet graduel et continu sans risquer de dépasser le but.

„Or, a dit Bouchut dans le rapport à l'Académie des sciences déjà cité, „on ne doit pas pouvoir terrasser ainsi le système nerveux „sensitif et moteur sans être sur la limite d'accidents graves, peut-„être irrémédiables, et il faut éviter des malheurs, qui, en outre de „la responsabilité qu'ils entraînent, auraient encore pour résultat „de discréditer un agent thérapeutique de premier ordre."

Malheureusement, les tétanos graves surtout présentent un caractère de violence telle, et dès leur irruption, que toute temporisation de la part du médecin pourra devenir funeste au malade, et que loin de se complaire dans des considérations stériles d'extrême prudence, on s'estime déjà trop heureux si on réussit à faire pénétrer dans l'organisme un remède quelconque.

Aussi aura-t-on recours et sans tarder aux lavements chloralisés, ou bien encore aux injections hypodermiques du médicament. Dans ce dernier cas on conseille de faire usage d'une canule en platine-iridium, mais avant tout d'un produit bien neutre. *)

*) Jusqu'à obtention de résultats tout à fait concluants, je n'oserais encore recommander l'injection directe d'hydrate de chloral dans les veines, ainsi que vient de le faire avec succès, mon ancien ami le Dr Denef, professeur de chirurgie à l'université de Gand.

Comme la chance de guérison va croissant à mesure qu'on s'éloigne de la période du début, il ne faudra donc pas ménager le chloral dans les premiers jours, tout en subordonnant les doses à de sages tâtonnements.

Sans aucun danger sérieux on pourra faire usage de doses s'élevant de 2 à 3 grammes pour l'homme, de 1 à 2 grammes pour l'adulte et de grammes 0,50 à 1 pour les enfants au-dessus de 5 ans. La dose pour les enfants en dessous sera de grammes 0,10 à 0,25.

Ces quantités pourront déterminer l'effet hypnotique désiré, et une anésthésie suffisante. Si cependant au bout de trois quarts d'heure le sommeil ne s'était déclaré, la prise devrait être répétée, avec les précautions mises en usage par nous et sur lesquelles nous avons cru devoir itérativement insister.

Rappelons cependant que de l'avis d'observateurs consciencieux comme Liebreich, Bouchut, Langenbeck, Lange, Sastrovitz, Curschmann, Erlenmayer et de tant d'autres ayant fréquemment manié le médicament, il existe chez les individus divers une diversité remarquable de résistance au médicament. Il est des individus réfractaires, et d'autres d'une sensibilité fatalement trompeuse pour le médecin.

C'est ainsi que Curschmann a fait prendre impunément 25 grammes en 22, et 21 grammes en 6 heures.

Dans sa matière médicale Roth va jusqu'à permettre des doses maximum de 8 grammes. Considérées en dehors des circonstances exceptionelles qui auront pu en déterminer l'emploi, de pareilles doses sont de beaucoup trop élevées.

Naguère la clinique de Würtzbourg enregistrait deux cas de mort subite causés par l'ingestion en une fois de grammes 5,00, et cela chez des individus bien constitués et ayant déjà fait usage du médicament pendant quelque temps.

Dans le journal anglais „Lancet“ (18 février 1871) Morris rapporte un cas de décès subit provoqué par le chloral chez une hystérique âgée de 46 ans. La malade en avait pris environ 35,60 grammes en 9 jours et 13 grammes dans les dernières 35 heures. Considérée la durée du temps de la consommation, les quantités ne sont déjà pas si élevées. Il est donc permis de croire, qu'il y a eu ou fractionnement ou échelonnement insuffisant des prises.

Plus n'en est de même du cas relaté par le même journal (Lancet 25 mars 1871) d'une jeune fille également hystérique ayant succombé à la suite d'une potion contenant grammes 1,65 de chloral. Supposé d'une pureté parfaite le chloral mis en usage, ce n'est certes pas à celui-ci qu'il faudra imputer ce déplorable accident — à moins que d'admettre une idiosyncrasie exceptionelle.

Néanmoins, et abstraction faite des cas contestables, déjà en 1871 les cas où le collapsus a suivi de près des doses relativement considérables de chloral constituaient un chiffre assez élevé. Aussi la liste funéraire dressée à cette époque par Husemann a-t-elle peut-être salutairement refroidi l'enthousiasme immodéré et inconsidéré de bon nombre d'entre nous à l'endroit du médicament nouveau.

On n'arrive d'ailleurs qu'à discréditer un médicament en voulant lui demander l'impossible ou l'absurde; et, il est permis de hausser les épaules quand on lit par exemple que lors de l'épidémie cholérique de Riga (1872) Reichard et Blumenthal affirment sérieusement avoir prescrit et avec *le plus grand succès*, le chloral contre le fléau asiatique.

Etant établi le fait que le chloral peut déterminer la mort chez l'homme à des doses quelquefois peu considérables, ne cessons de redire qu'une grande prudence doit présider à son emploi.

Un des membres honoraires les plus distingués de notre section médicale, l'aliéniste Erlenmayer a publié sur l'empoisonnement chloralique aigu et chronique une étude des plus intéressantes.

L'empoisonnement aigu serait caractérisé par le collapsus, diminution du nombre des respirations se réduisant jusqu'à quatre par minute, injection des conjonctives et rétrécissement pupillaire, lividité des lèvres, chûte paralytique du maxillaire inférieur, rétraction de la langue, pouls d'abord puissant et ralenti, ensuite fréquent et insensible.

A priori la propriété antitétanique du chloral permettait de chercher dans la strychnine un remède contre l'empoisonnement chloralique.

Cependant cette réciproque n'est pas vraie, et Erlenmayer vient de démontrer que la strychnine n'est pas un antidote du chloral, ni la physostigmine. Pour combattre l'empoisonnement chloralique aigu le même auteur conseille 1) l'éloignement du chloral de l'économie 2) les excitants divers et surtout la respiration artificielle 3) les alcalins, p. e. l'ammoniaque en injections, enfin 4) la transfusion.

Grand abattement, pâleur, tremblement, crampes, vomissements, lypotymies, défaut de coordination, tels seraient les symptômes de l'empoisonnement chloralique. A ces derniers ajoutons les exanthèmes de nature diverse, telles que papules et ecchymoses pétéchiales à la face, au cou, aux jambes, ainsi qu'une grande tendance au décubitus, toutes manifestations dont l'apparition doit rendre circonspect, et nous engager soit à suspendre le médicament, soit à en diminuer et ralentir les doses.

C'est avec succès que dans les manifestations pathologiques de nature diverse on a tenté l'association du chloral avec l'opium. Dans le *délire crapuleux* j'ai eu moi-même et maintes fois à me louer de ces mariages de médicaments ; et je pense que cette sorte de préparations seraient encore d'un secours précieux dans le délire nerveux et traumatique. Mais il est permis de douter que cela soit vrai également pour les affections de nature convulsive. Déjà Langenbeck a insisté sur la fréquence des symptômes congestionnels et convulsifs qui accompagnent l'opionarcose, symptômes qui rapprochent les opiacés des médicaments tétaniques.

Tout dernièrement encore je donnai des soins à une jeune fille atteinte d'une ostéo-myélite fémorale excessivement douloureuse. Vers la soirée et pendant la nuit ces douleurs prenaient un caractère névralgique et atteignaient un degré d'atrocité tel, que la patiente en tombait dans des convulsions continues avec perte finale de connaissance. Ni les moyens chirurgicaux, ni la chinine, ni la série entière des narcotiques n'eurent raison de ces douleurs extrêmes. Bien au contraire l'opium et les injections hypodermiques de chlorhydrate de morphine augmentaient les souffrances et les convulsions. Eh bien deux doses de chloral de grammes 2,50 pour chaque nuit rendirent le sommeil et des nuits relativement excellentes à cette malheureuse auparavant lasse de vivre.

Dans une maladie de durée, comme l'est le tétanos, le chloral a encore sur l'opium l'avantage d'une tolérance prolongée.

Est-ce à dire que l'opium doive être banni du traitement du tétanos? Mais aussi longtemps que les causes premières des maladies seront pour nous „la terra incognita“, qui oserait s'ériger en champion d'un absolutisme quelconque en thérapeutique ? Et s'il est vrai que deux tétaniques, quoiqu'atteints d'une maladie que nous appelons du même nom, offriront toujours au médecin observateur des différences dont il s'empressera de tenir compte en thérapeutique, il en résulte qu'il n'y a pas que *des maladies*, mais qu'il est *des malades surtout et avant tout.* Comme l'a dit Cousin, une série de faits, quelle qu'en soit l'apparente ou réelle similitude, ne constitue pas une série d'équations; et la médecine, on le sait, est avant tout une science d'observation, une science de faits.

Liebreich énumère encore comme suit les avantages du chloral: 1) les remèdes radicaux (chirurgicaux) ne sont pas exclus; 2) on gagne du temps pour nourrir régulièrement le malade ; 3) on évite d'aggraver l'état du patient en évitant d'entraver la respiration.

En résumé 1) L'efficacité évidente de l'hydrate de chloral dans le tétanos traumatique est un fait incontestable et positivement acquis à l'art thérapeutique.

2) Le mode d'administration du médicament n'est pas sans influer notablement sur le succès de la médication.

3) Il ne faut pas renoncer enfin, tout en faisant usage de la médication chloralique, ni aux moyens chirurgicaux, ni aux soins et aux précautions accessoires, ni surtout à l'alimentation méthodique du malade.

Les faits qui précèdent et les considérations motivées par les premiers m'eussent autorisé peut-être à formuler des conclusions plus exclusives. J'ai préféré rester en deça des résultats logiques, me souvenant des paroles suivantes d'un maître illustre: „Wir müssen uns dennoch wohl hüten, eine einzelne neue, noch nicht erprobte Erfahrung vielen und alten zu rasch zu supponiren, weil Täuschungen hier sehr leicht Platz greifen. (Skoda. Zur Lehre vom Tétanos. 1861.)

Dr Ad. Buffet.

www.ingramcontent.com/pod-product-compliance
Ingram Content Group UK Ltd.
Pitfield, Milton Keynes, MK11 3LW, UK
UKHW020539180726
13839UKWH00006B/2618